BEI GRIN MACHT SICH IHR WISSEN BEZAHLT

AF136427

- Wir veröffentlichen Ihre Hausarbeit,
  Bachelor- und Masterarbeit

- Ihr eigenes eBook und Buch -
  weltweit in allen wichtigen Shops

- Verdienen Sie an jedem Verkauf

Jetzt bei www.GRIN.com hochladen und kostenlos publizieren

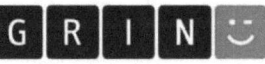

Die seborrhoische Haut.
Projektprotokoll zu fettiger Haut

Nargiza Cakir

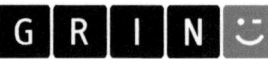

Bibliografische Information der Deutschen Nationalbibliothek:

Die Deutsche Nationalbibliothek verzeichnet diese Publikation in der Deutschen Nationalbibliografie; detaillierte bibliografische Daten sind im Internet über http://dnb.d-nb.de abrufbar.

ISBN: 9783346560964
Dieses Buch ist auch als E-Book erhältlich.

Druck und Bindung: Books on Demand GmbH, Norderstedt Germany
Gedruckt auf säurefreiem Papier aus verantwortungsvollen Quellen

Das vorliegende Werk wurde sorgfältig erarbeitet. Dennoch übernehmen Autoren und Verlag für die Richtigkeit von Angaben, Hinweisen, Links und Ratschlägen sowie eventuelle Druckfehler keine Haftung.

Das Buch bei GRIN: https://www.grin.com/document/1156517

M.Sc. Kosmetikwissenschaft

Sommersemester 2020

62-630 Anwendungsorientierte kosmetische Forschung I +II

Projektprotokoll: Fettige Haut

Nargiza Cakir

12.08.2020

Inhaltsverzeichnis

Zusammenfassung

Hintergrund und Ziel: Die seborrhoische Haut ist eines der vier verschiedenen Hautzustände und zeichnet sich durch übermäßiges Vorhandensein von Lipiden und Mikroorganismen auf der Haut aus. Ebenso sind große Poren, ein übermäßiges glänzendes Erscheinungsbild und eine Neigung zu Unreinheiten weitere Merkmale. Für die Betroffenen stellt dies meinst eine schwere Belastung und eine Einschränkung der Lebensqualität dar. Das Ziel dieser Untersuchung war es, die Wirksamkeit der mattierenden Creme von Eucerin auf den Talggehalt und den Glanz der Haut zu untersuchen.

Methode: Es wurde bei 4 weiblichen Probanden (n = 4; 27,75 ± 2,754 Jahren) eine randomisierte, einfach verblindete halbseitige Gesichtsstudie durchgeführt. Die Probanden applizierten am Tag der Messung die DERMOPURE mattierendes Fluid von Eucerin auf die eine Seite des Gesichtes. Für die Untersuchungen wurden an der Gesichtshaut hautphysiologische Messungen mit dem Sebumeter, Glossymeter und dem Corneometer durchgeführt. Es fanden eine Baseline Messung, eine Messung nach der Applikation nach 30 Minuten (T1), nach 60 Minuten (T2) und nach 120 Minuten (T3) statt.

Ergebnisse: Die Werte der Sebumeter und Glossymeter Messung lieferten in allen drei Lokalisationen, im behandelten Areal, zum Zeitpunkt T0 (Baseline) und T1 (nach 30 Minuten) höhere Ergebnisse, als die im unbehandelten Areal. Zum Zeitpunkt T3 (nach 120 Minuten) wurde eine deutliche Verringerung der Werte im behandelten Areal festgestellt. Die Messungen der Stratum Corneum Hydratation veränderten sich zwischen den beiden Arealen nur marginal.

Schlussfolgerung: Die Anwendung des DERMOPURE mattierendes Fluid von Eucerin mit Tapiokastärke und Salicylsäure weist einen positiven Effekt auf den Talggehalt (Reduzierung um 39,90 %) und den Glanz (Reduzierung um 35,65 %) auf der Haut auf. Aus dieser Studie kann somit geschlussfolgert werden, dass nach der Anwendung ein Soforteffekt in Form von matter und reiner Haut auftritt. Dieses Ergebnis steigert bei den betroffenen Personen das persönliche Wohlbefinden und bietet somit eine Verbesserung der Lebensqualität.

Abstract

Background and Objective: The seborrheic skin is one of the four different skin conditions and is characterized by the excessive presence of lipids and microorganisms on the skin. Other characteristics are large pores, an excessive glossy appearance and a tendency to impurities. For those affected, this means a heavy burden and a restriction of their quality of life. The objective of this study was to examine the efficacy of the mattifying cream from Eucerin on the sebum content and the shine of the skin.

Methods: A randomized, single blinded, one-sided face study was performed on 4 female volunteers (n = 4; 27.75 ± years). On the day of the measurement the volunteers applied the DERMOPURE mattifying fluid by Eucerin to one side of their face. For the investigations, skin physiological measurements were carried out with the sebumeter, glossymeter and corneometer. A baseline measurement, a measurement after application after 30 minutes (T1), after 60 minutes (T2) and after 120 minutes (T3) took place.

Results: The values of the sebumeter and glossymeter measurements in all three locations, in the treated area, at time T0 (baseline) and T1 (after 30 minutes) gave higher results than in the untreated area. At time T3 (after 120 minutes) a significant reduction in the values in the treated area was observed. The stratum corneum hydration measurements changed marginally between the two areas.

Conclusion: Conclusion: The application of the DERMOPURE mattifying fluid from Eucerin with tapioca starch and salicylic acid shows a positive effect on the sebum content (reduction of 39.90%) and the gloss (reduction of 35.65%) on the skin. From this study it can be concluded that an immediate effect in the form of matt and clean skin occurs after application. This result increases the personal well-being of the persons concerned and thus offers an improvement in their quality of life.

1. Einleitung

Anhand der dermatologischen Definition kann die Haut in vier verschiedene Hautzustände unterteilt werden, welche sich nach exogenen und endogenen Einflüssen entwi-
ckeln [1]. Die seborrhoische Haut, auch fettige Haut genannt, ist gekennzeichnet, durch
ein übermäßiges Vorhandensein von Lipiden und Mikroorganismen auf der Hautoberfläche und in den Talgdrüsen sowie großen Poren und einer Neigung zu Unreinheiten [2].
Zu Hautunreinheiten werden im allgemeinen Komedonen, Pusteln und Papeln zusam-
mengefasst und zeigen sich vor allem in talgdrüsenreichen Hautbereichen wie der Stirn,
der Nase und dem Kinn, die so genannte „T-Zone", dem Rücken, der Brust und den
Schultern [3]. Jeder Hautzustand benötigt eine spezielle dermatokosmetische Behand-
lung, welche auf die Bedürfnisse der Haut angepasst ist. Bezüglich der seborrhoischen
Haut ist eine antibakterielle, antiseborrhoische und antientzündliche Wirkung, sowie ein
UV-Schutz und eine Stabilisierung der Hautbarriere essentiell. [1]
In der folgenden Studie wird der seborrhoische Hautzustand mittels biophysikalischer
Messmethoden analysiert. Es wird eine randomisierte halbseitige Gesichtsstudie mit dem
Produkt Eucerin DERMOPURE mattierendes Fluid durchgeführt und dessen Wirkungen
auf den Glanz beziehungsweise den Talggehalt der Haut untersucht.

2. Verbesserung der Lebensqualität

Eine unreine Haut kann viele verschiedene Ursachen haben. Diese kann hormonell be-
dingt sein, während der Schwangerschaft, nach Absetzen oder Wechsel von Verhütungs-
mittel auftreten, außerdem können Medikamente, Stress und die falsche Pflege eine
Rolle spielen [1,2]. Da diese unreine und meinst seborrhoische Haut für die Betroffenen
oftmals eine schwere Belastung darstellt, gibt es aktuell Studien, die mit verschiedenen
Methoden versuchen dagegen zu wirken. Zum einen kommen verschiedene topische Mittel z.B. Niaciamide [4] oder spezielle Zinkcremes [5] zum Einsatz, diese wirken kerato-
lytisch, komedolytisch und antibakreriell [1]. Zum anderen werden Seifen oder getönte
Präparate verwendet, die gezielt zur Abdeckung dienen [6]. Des Weiteren geht eine seborrhoische Haut oft damit einher, dass man im Gesicht stark glänzt [7]. Der Glanz wird
heute in Zusammenhang mit fettiger Haut betrachtet. Es gibt aktuell zahlreiche mattierende Cremes für das Gesicht und etliche Pudervarianten, die einen optischen Ausgleich
schaffen und die Haut matt und feinporiger aussehen lassen. Mit diesen

„Sofortmaßnahmen" wird dazu beigetragen, dass sich die Lebensqualität der betroffenen Personen deutlich verbessert [1,8,9]. Deswegen wird in dieser Studie ein besonderer Fokus daraufgelegt, ob mit der mattierenden Creme von Eucerin ein Soforteffekt erzielt werden kann. Sodass die Haut nach der Anwendung matt und feinporig wirkt, der Talggehalt und der Glanz der Haut abnimmt [4,10] und somit eine signifikante Verbesserung der Lebensqualität auf langer Sicht möglich ist.

3. Fragestellung

Das Ziel dieser Untersuchungen ist es festzustellen, welchen Einfluss die Anwendung mit der Creme DERMOPURE auf den Hautzustand und dort insbesondere auf den Talggehalt und den Glanz der Haut hat. Dies soll mit folgender Forschungsfrage beantwortet werden soll: Welchen Einfluss hat die mattierende Creme von Eucerin mit den Wirkstoffen Tapiokastärke und Salicylsäure auf die hautphysiologischen Parameter insbesondere unter Betrachtung des Glanzes und Talggehalts der Gesichtshaut weiblicher Probanden im Alter von 25 bis 35 Jahren?

4. Material und Methoden

In den nachfolgenden Kapiteln werden der Studienablauf, das Probandenkollektiv, die Behandlungsprodukte, die verwendeten Untersuchungsmethoden sowie die statistische Auswertung näher beschrieben.

4.1 Studienablauf

Es erfolgten jeweils Messungen an der Stirn, der Wange und dem Kinn und dabei wurde eine Dreifachbestimmung nach den Messzeitpunkten (wie in **Abb. 1**), T0 Baseline Messung, 30 Minuten (T1) nach Applikation des Produktes, 60 Minuten (T2) nach Applikation und 120 Minuten (T3) nach Applikation durchgeführt. Eine Ausnahme stellt die Sebumetrie dar, hier wird nur eine Einfachmessung durchgeführt.

Baseline T0

Produkt-
applikation

| T1 nach 30 | T2 nach 60 | T3 nach 120 |
| Minuten | Minuten | Minuten |

Die Messungen erfolgen in festgelegter Reihenfolge, beginnend mit der Sebumetrie, gefolgt von den Glossymeter Messungen und der Corneometrie, wobei immer zuerst das unbehandelte Areal vermessen wird. Die Behandlungsareale werden mit einem weißen Kajal voneinander getrennt, dabei wird von der Mitte der Stirn vertikal ein Strich bis zum Kinn gezogen. Das Behandlungsareal wird mittels *Research Randomizer* randomisiert und wie in **Abb. 2** zu erkennen, in definierte Areale eingeteilt. Die Produktapplikation (Eucerin DERMOPURE mattierendes Fluid) erfolgt mittels Fingertip-Methode. Die INCIs der Creme DERMOPURE von Eucerin sind im Anhang zu finden. Die Messungen werden unter standardisierten Bedingungen bei einer Raumtemperatur von 21-23°C und einer relativen Luftfeuchtigkeit von 45-55 % durchgeführt. [11]

4.2 Probandenkollektiv

Das Probandenkollektiv schließt vier kaukasische Frauen im Alter von 25-31 Jahren ein, welche nach Fitzpatrick einen Hautphototyp von II-IV und eine Mischhaut aufweisen.

Folgende Kriterien führen zum Ausschluss aus der Studie: Photo- oder Chemotherapien, aktive Hauterkrankungen an den Messarealen, chronische Hautallergien, die Einnahme systemischer Medikationen während/zwei Monate vor der Studie, sowie das Bestehen einer Schwangerschaft oder Stillzeit [2,7].

Vor jeder Untersuchung wird eine Akklimatisierungszeit von 30 Minuten eingehalten. Außerdem soll der Wasserkontakt im Messareal zwei bis drei Stunden vor jeder Messung ausgeschlossen werden. Des Weiteren dürfen die Probanden acht Stunden vor jeder Messung keine Reinigung/Pflege in Form von Kosmetika im Prüfareal anwenden [11]

4.3 Untersuchungsmethoden

Um den Einfluss des Prüfproduktes auf den Hautzustand zu bestimmen, werden in dieser Untersuchung verschiedene hautphysiologische und photometrische Methoden in den verschiedenen Gesichtsarealen eingesetzt. Die **Abb. 2** zeigt die Gesichtsareale sowie die verwendeten Methoden. In den folgenden Kapiteln werden diese ausführlich und chronologisch nach der verwendeten Reihenfolge dargestellt.

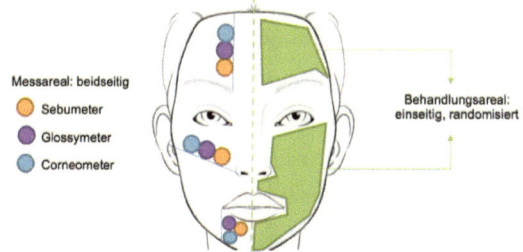

Abb. 2: Beispielhafte Darstellung des randomisierten Behandlungsareals und Unterteilung der Messareale.

Über die Messung des Sebumgehaltes der Haut wird die Talgmenge auf der Hautoberfläche [µg/cm²], mittels Sebumeter® SM 815 (Courage & Khazaka Electronic GmbH, Köln) photometrisch direkt quantifiziert. Dabei lässt sich der Hautzustand sowie die Aktivität der Talgdrüsen beurteilen. Die Methodik basiert auf dem Lambert-Beer'sche Gesetz [12]. In der Messkassette des Sebumeters befindet sich ein halbtransparentes Kunststoffband, der bei Kontakt mit den Oberflächenlipiden lichtdurchlässiger wird [13]. Die Lipide rufen durch ihre Absorption eine veränderte Lichtbrechung hervor, die dann von einer Photodiode registriert wird (Fettfleck-Photometrie). Zur Kalibrierung und zum Beenden der Messung wird die Messkassette in die Messeinheit geschoben. Die Messung erfolgt für 30 Sekunden durch planes Auflegen des Sebumeters auf die Hautoberfläche und ist eine Einfachmessung [13,14].

Die Glanzmessung wurde mit dem Skin-Glossymeter GL 200 (Courage & Khazaka Electronic GmbH, Köln) durchgeführt. Das Messprinzip basiert auf der Reflexion, dabei wird weißes LED Licht im Sondenkopf ausgesendet und von einem Spiegel in einem 60° Winkel zur Messoberfläche geleitet. Es werden zwei unterschiedliche Messkanäle gemessen, einmal das mittels Spiegel direkt reflektierte Licht (Glanz) und andererseits das diffus reflektierte Licht (vertikales Streulicht) über der Messoberfläche [15]. Das diffus reflektierte Licht wird besonders von der Struktur, Helligkeit und Hautfarbe beeinflusst, mittels einer Spezialformel wird das diffuse Streulicht jedoch rausgerechnet und der Einfluss dadurch minimiert. Der Sondenkopf wird bei der Messung mit gleichbleibendem Druck 1 Sekunde plan auf die Haut gedrückt. Der Glanzwert wird mittels Dreifachbestimmung ermittelt [15,16].

Die Wasserbindung des Stratum Corneums ist ein Parameter zur Überprüfung der Hautbarrierefunktion. Die Haut als dielektrisches Medium ermöglicht Messungen der Hautfeuchtigkeit über Kapazitätsänderungen [17]. Diese werden durch die hohe Dielektrizitätskonstante von Wasser erreicht und mittels Corneometer® CM825 (Courage & Khazaka Electronic GmbH, Köln), einem Messkondensator, bestimmt. Bei der Messung erreicht das elektrische Streufeld das Stratum Corneum, wodurch die Dielektrizität erfasst wird [18]. Dabei wurde der Messfühler mit konstantem Druck auf die Hautoberfläche gepresst und es wurde direkt die Hydratation [au] ermittelt. Die Messung erfolgte unter einer Dreifachbestimmung wobei diese Werte dann gemittelt für die Auswertung verwendet wurden [12,19].

4.4 Statistische Auswertung

Die statistische Datenauswertung wurde mit dem Programm IBM SPSS Statistics 26 (IBM, Armonk, New York, Vereinigte Staaten) durchgeführt. Die Messung der Glanzwerte und der Hydratation im SC erfolgt jeweils dreimal. Für die Auswertung werden die jeweiligen Mittelwerte erfasst. Dabei wurde anfangs eine deskriptive Statistik erstellt wo das Minimum bzw. Maximum, der Mittelwert und die Std.-Abweichung ermittelt wurden, diese ist im Anhang zu finden. Anschließend werden nur die ermittelten Mittelwerte mit deren Fehlerbalken und einer Std.-Abweichung mit dem Multiplikator $\pm$ 1 (SD $\pm$1) betrachtet.

5. Ergebnisse

Alle Messungen wurden unter standardisierten Bedingungen bei einer durchschnittlichen Raumtemperatur von 23 °C und einer relativen Luftfeuchtigkeit von 53 % durchgeführt. Insgesamt nahmen 4 Probandinnen an der Studie teil, die ein Durchschnittsalter von 28 Jahren und einen Hautphototyp von II-IV aufwiesen. Die nachfolgenden **Abb. 3 – 14** veranschaulichen graphisch die Ergebnisse der Studie zur fettigen Haut.

5.1 Auswertung des Sebumgehalts

Nachfolgend sind die Mittelwerte des Sebumgehalts an Stirn, Wange und Kinn im behandelten sowie unbehandelten Areal im Verlauf der Messzeitpunkte dargestellt.

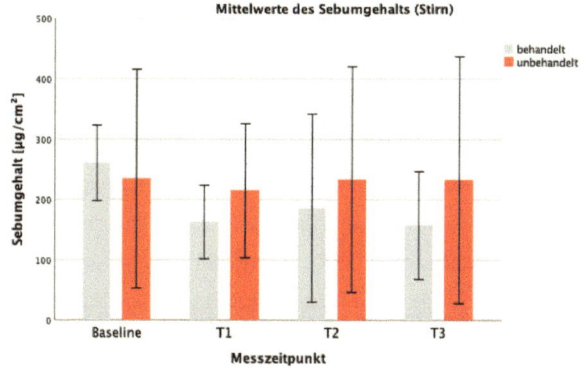

Abb. 3: Mittelwerte des Sebumgehalts an der Stirn, inklusive Fehlerbalken SD ± 1 unterteilt in behandelte und unbehandelte Areale nach den Messzyklen Baseline T0, T1=30 min, T2=60 min, T3=120 min.

In **Abb. 3** ist der Sebumgehalt an der Stirn über den Messzyklus dargestellt. Es zeigt sich, dass der Sebumgehalt insgesamt über den Zyklus etwas schwankt, sich aber im behandelten Areal letztendlich verringert. Im behandelten Areal weist T0 den höchsten Wert mit 260 $\mu g/cm^2$ ± 39,38 $\mu g/cm^2$ auf. Zum Zeitpunkt T1 und T2 werden folgende Werte erhalten: 163 $\mu g/cm^2$ ± 38,03 $\mu g/cm^2$ und 186 $\mu g/cm^2$ ± 98,14 $\mu g/cm^2$. Bei T3 wird ein Sebumgehalt von 158 $\mu g/cm^2$ ± 56,01 $\mu g/cm^2$ ermittelt. Anders verhält es sich im unbehandelten Areal, wobei der Sebumgehalt geringfügig von T0 mit 235 $\mu g/cm^2$ ± 113,92 $\mu g/cm^2$, über T1 bei 215 $\mu g/cm^2$ ± 69,78 $\mu g/cm^2$, über T2 bei 234 $\mu g/cm^2$ ± 117,49 $\mu g/cm^2$ und schließlich nach 120 Minuten über T3 bei 233 $\mu g/cm^2$ ± 128,51 $\mu g/cm^2$ schwankt.

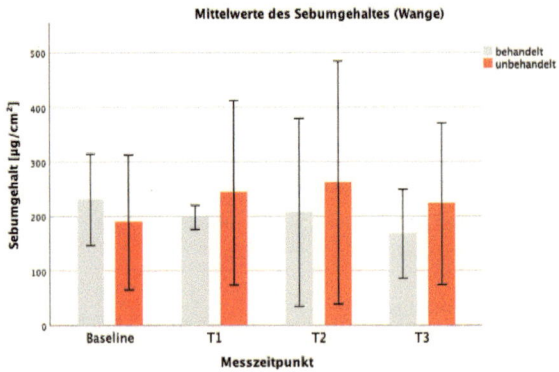

Abb. 4: Mittelwerte des Sebumgehalts an der Wange, inklusive Fehlerbalken SD ± 1 unterteilt in behandelte und unbehandelte Areale nach den Messzyklen Baseline T0, T1=30 min, T2=60 min, T3=120 min.

Die Mittelwerte des Sebumgehalts an der Wange sind in **Abb. 4** dargestellt. Im behandelten Areal ist über die Messzeiten eine Verringerung des Sebumgehalts festzustellen. Dabei ist zum Zeitpunkt T0 ein Mittelwert von 232 µg/cm^2 ± 52,83 µg/cm^2 zu sehen, nach T1 198,75 µg/cm^2 ± 13,74 µg/cm^2, nach T2 208,00 µg/cm^2 ± 108,36 µg/cm^2 und bei T3 nach 120 Minuten wird ein geringerer Wert von 169 µg/cm^2 ± 51,19 µg/cm^2 erhalten. Anders verhält es sich im unbehandelten Areal, da ist zu erkennen, dass der Sebumgehalt während der Messzeiten T0 (190 µg/cm^2 ± 77,72 µg/cm^2) über T1 (244 µg/cm^2 ± 106,22 µg/cm^2) bis T2 (263 µg/cm^2 ± 139,59 µg/cm^2) kontinuierlich steigt und bei T3 wieder auf 224 µg/cm^2 ± 92,96 µg/cm^2 sinkt.

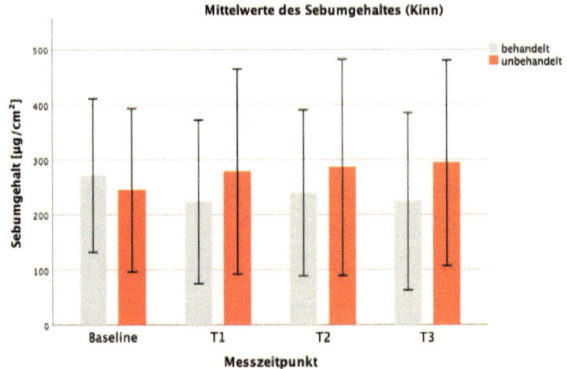

Abb. 5: Mittelwerte des Sebumgehalts am Kinn, inklusive Fehlerbalken SD ± 1 unterteilt in behandelte und unbehandelte Areale nach den Messzyklen Baseline T0, T1=30 min, T2=60 min, T3=120 min.

In **Abb. 5** sind die Mittelwerte des Sebumgehalts am Kinn dargestellt. Der Sebumgehalt des behandelten Areals schwankt während der Messzeiten geringfügig, dabei ist bei T0 ein Wert von 273 µg/cm^2 ± 87,70 µg/cm^2 zu beobachten, bei T1 225 µg/cm^2 ± 93,41 µg/cm^2, bei T2 240 µg/cm^2 ± 94,72 µg/cm^2 und bei T3 ein Wert von 225 µg/cm^2 ± 100,85 µg/cm^2 festzustellen. Im unbehandelten Areal steigt der Sebumgehalt leicht innerhalb von 120 Minuten kontinuierlich von T0 246 µg/cm^2 ± 93,03 µg/cm^2, über T1 279,25 µg/cm^2 ± 116,77 µg/cm^2, über T2 287,00 µg/cm^2 ± 123,21 µg/cm^2 und schließlich zu T3 bei 295 µg/cm^2 ± 117,26 µg/cm^2.

5.2 Auswertung des Hautglanzes

Nachfolgend sind die Mittelwerte des Hautglanzes ohne und mit Korrektur an Stirn, Wange und Kinn im behandelten sowie unbehandelten Areal im Verlauf der Messzeit-punkte dargestellt.

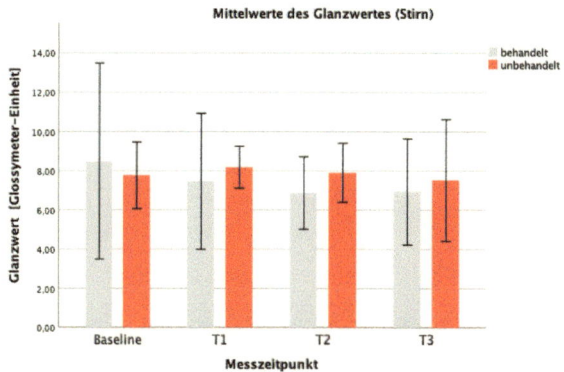

Abb. 6: Mittelwerte des Glanzwertes an der Stirn, inklusive Fehlerbalken SD ± 1 unterteilt in behandelte und unbehandelte Areale nach den Messzyklen Baseline T0, T1=30 min, T2=60 min, T3=120 min.

In **Abb. 6** sind die Mittelwerte des Glanzwerts an der Stirn dargestellt, diese zeigen im behandelten Areal einen geringen Abfall mit dem Messzyklus (T0: 8,49 ± 3,14; T1: 7,47 ± 2,18; T2: 6,87 ± 1,17; T3: 6,94 ± 1,70 in [au]). Im unbehandelten Areal verändern sich die Glanzwerte nur marginal (T0: 7,78 ± 1,07; T1: 8,19 ± 0,68; T2: 7,91 ± 0,95; T3: 7,53 ± 1,95 in [au]). Ebenfalls ist festzustellen, dass die größte Std.-Abweichung bei der Ba-seline Messung (T0) im behandelten Areal ist mit ± 3,14.

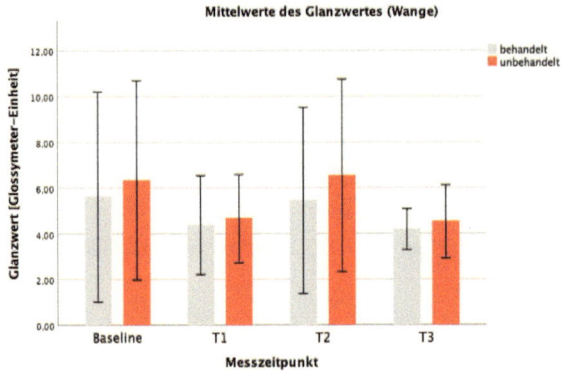

Abb. 7: Mittelwerte des Glanzwertes an der Wange, inklusive Fehlerbalken SD ± 1 unterteilt in behandelte und unbehandelte Areale nach den Messzyklen Baseline T0, T1=30 min, T2=60 min, T3=120 min.

In **Abb. 7** sind die Mittelwerte des Glanzwerts an der Wange zu sehen, diese zeigen im behandelten Areal eine Schwankung mit dem Messzyklus (T0: 5,64 ± 2,88; T1: 4,41 ± 1,36; T2: 5,57 ± 2,55; T3: 4,21 ± 0,56 in [au]). Im unbehandelten Areal Schwanken die Glanzwerte im gleichen Verhältnis (T0: 6,36 ± 2,73; T1: 4,69 ± 1,21; T2: 6,56 ± 2,64; T3: 4,54 ± 1,00 in [au]) aber sind im Vergleich immer höher als die im behandelten Areal. Ebenfalls ist festzustellen, dass die größten Std.-Abweichung bei der Baseline Messung (T0) und bei der Messung nach 60 Minuten (T2) zu finden sind.

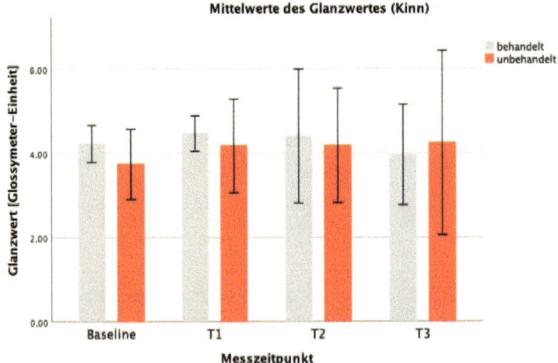

Abb. 8: Mittelwerte des Glanzwertes am Kinn, inklusive Fehlerbalken SD ± 1 unterteilt in behandelte und unbehandelte Areale nach den Messzyklen Baseline T0, T1=30 min, T2=60 min, T3=120 min.

In **Abb. 8** sind die Mittelwerte des Glanzwerts am Kinn ersichtlich, diese zeigen im behandelten Areal einen marginalen Abfall mit dem Messzyklus (T0: 4,24 ± 0,28; T1: 4,48 ± 0,27; T2: 4,42 ± 1,00; T3: 3,97 ± 0,75 in [au]). Im unbehandelten Areal steigen die

Glanzwerte geringfügig mit dem Messzyklus an (T0: 3,76 ± 0,52; T1: 4,19 ± 0,70; T2: 4,19 ± 0,85; T3: 4,26 ± 1,37 in [au]). Ebenfalls ist festzustellen, dass die größte Std.-Abweichung bei T3 im unbehandelten Areal fest zustellen ist mit ± 1,37.

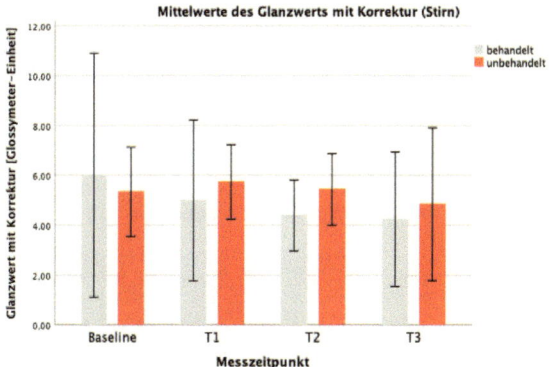

Abb. 9: Mittelwerte des Glanzwerts mit Korrektur an der Stirn, inklusive Fehlerbalken SD ± 1 unterteilt in behandelte und unbehandelte Areale nach den Messzyklen Baseline T0, T1=30 min, T2=60 min, T3=120 min.

In **Abb. 9** sind die Mittelwerte des Glanzwerts mit Korrektur an der Stirn dargestellt, diese zeigen im behandelten Areal einen Abfall mit dem Messzyklus (T0: 6,02 ± 3,07; T1: 5,01 ± 2,02; T2: 4,41 ± 0,89; T3: 4,27 ± 1,70 in [au]). Im unbehandelten Areal verändern sich die Glanzwerte nur marginal (T0: 5,36 ± 1,12; T1: 5,76 ± 0,94; T2: 5,46 ± 0,91; T3: 4,87 ± 1,93 in [au]). Ebenfalls ist festzustellen, dass die größte Std.-Abweichung bei der Baseline Messung (T0) im behandelten Areal ist mit ± 3,07.

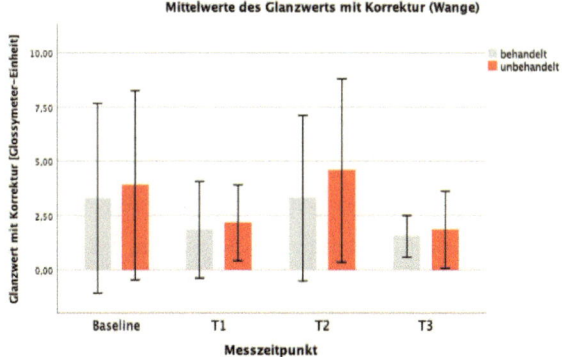

Abb. 10: Mittelwerte des Glanzwerts mit Korrektur an der Wange, inklusive Fehlerbalken SD ± 1 unterteilt in behandelte und unbehandelte Areale nach den Messzyklen Baseline T0, T1=30 min, T2=60 min, T3=120 min.

Abb. 10 zeigt, dass bei dem Glanzwert mit Korrektur an der Wange die Werte im Vergleich zu anderen Lokalisationen relativ niedrig ausfallen. Die Werte im behandelten Areal fallen von T0 (3,26 ± 2,67 [au]) zu T1 (1,84 ± 1,3 [au]), steigen dann wieder an zu T2 (2,97 ± 1,74 [au]) und fallen schließlich bei T3 zum niedrigsten Wert 1,79 ± 0,59 [au]. Im unbehandelten Areal verändern sich die Glanzwerte auf gleicherweise (T0: 3,97 ± 2,80; T1: 2,20 ± 1,13; T2: 4,95 ± 2,88; T3: 1,65 ± 1,14 (in [au]). Im behandelten und unbehandelten Areal sind bei der Baseline Messung und 60 Minuten nach der Applikation die größten Std.-Abweichungen festzustellen.

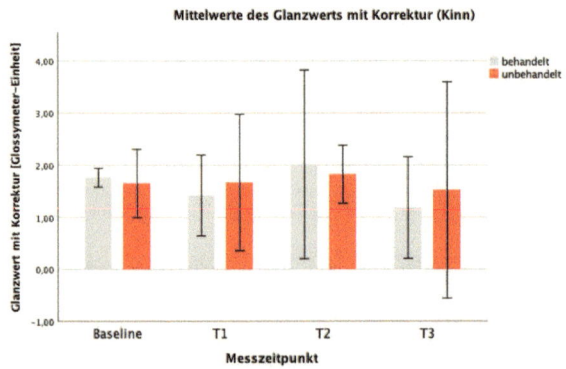

Abb. 11: Mittelwerte des Glanzwerts mit Korrektur am Kinn, inklusive Fehlerbalken SD ± 1 unterteilt in behandelte und unbehandelte Areale nach den Messzyklen Baseline T0, T1=30 min, T2=60 min, T3=120 min.

In **Abb. 11** lässt sich am Kinn im behandelten, als auch im unbehandelten Areal ein schwankender Verlauf der Mittelwerte feststellen. Im behandelten Areal sind folgende Werte zu beobachten: T0: 1,77 ± 0,11; T1: 1,42 ± 0,49; T2: 2,02 ± 1,14; T3: 1,19 ± 0,61 in [au]. Im unbehandelten Areal verändern sich die Glanzwerte wie folgt: T0: 1,65 ± 0,41; T1: 1,67 ± 0,82; T2: 1,83 ± 0,35; T3: 1,53 ± 1,31 in [au].

5.3 Auswertung der Hydratation des Stratum Corneums (SC)

Nachfolgend sind die Mittelwerte der Hydratation des SC an Stirn, Wange und Kinn im behandelten und unbehandelten Areal im Verlauf der Messungen dargestellt.

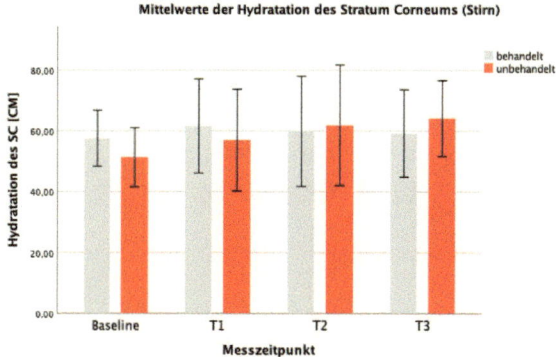

Abb. 12: Mittelwerte der Hydratation des SC an der Stirn, inklusive Fehlerbalken SD ± 1 unterteilt in behandelte und unbehandelte Areale nach den Messzyklen Baseline T0, T1=30 min, T2=60 min, T3=120 min.

Die Mittelwerte der Hydratation des Stratum Corneums an der Stirn wie in **Abb. 12** zu sehen, variieren im behandelten Areal über den Messzyklus nur geringfügig. Dabei ist nur ein marginaler Anstieg der Werte von T0 (58 au ± 5,78 au), über T1 (62 au ± 9,71 au), über T2 (60 au ± 11,39 au) und schließlich nach 120 Minuten (T3) zu 59 au ± 9,04 au zu erkennen. Die unbehandelte Haut zeigt einen leichten Anstieg der Werte von 51 au ± 6,11 au (T0), über T1 (57 au ± 10,50 au), über T2 (61,96 au ± 12,45 au) zu T3 (64 au ± 7,80 au) nach 120 Minuten.

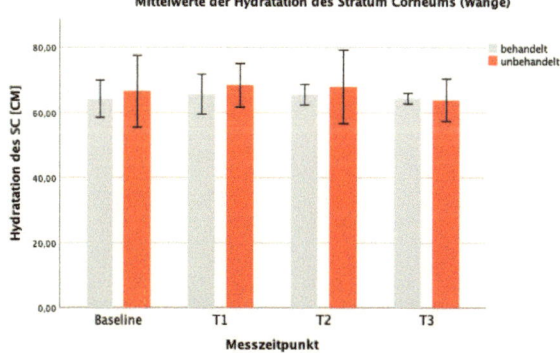

Abb. 13: Mittelwerte der Hydratation des SC an der Wange, inklusive Fehlerbalken SD ± 1 unterteilt in behandelte und unbehandelte Areale nach den Messzyklen Baseline T0, T1=30 min, T2=60 min, T3=120 min.

In **Abb. 13** sind die Mittelwerte der Hydratation des Stratum Corneums auf der Wange zu sehen. Diese verändern sich über die Messzeiten kaum. Im behandelten Areal schwanken die Werte zwischen: 64 au ± 3,64 au (T0), 66 au ± 3,85 au (T1), 66 au ± 1,99 au (T2) und 64 au ± 0,81 au (T3) und im unbehandelten Areal zwischen: 67 au ± 6,94 au (T0), 69 au ± 4,19 au (T1), 68 au ± 7,10 au (T2) und 64 au ± 4,10 au (T3).

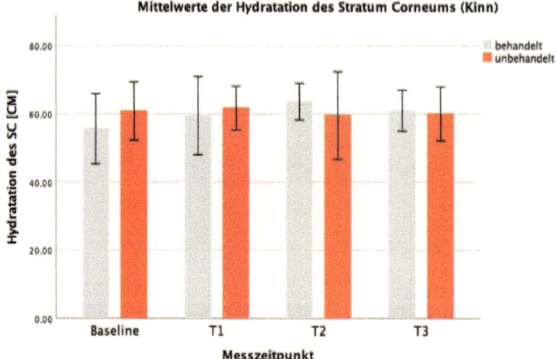

Abb. 14: Mittelwerte der Hydratation des SC am Kinn, inklusive Fehlerbalken SD ± 1 unterteilt in behandelte und unbehandelte Areale nach den Messzyklen Baseline T0, T1=30 min, T2=60 min, T3=120 min.

Ähnlich zu der **Abb. 13** schwanken auch hier in **Abb. 14** die Werte nur gering. Die Hydratation steigt im behandelten Areal minimal von T0 (56 au ± 6,50 au), über T1 (60 au ± 7,21 au), über T2 (64 au ± 3,39 au) und schließlich zu T3 (61 au ± 3,82 au). Im unbehandelten Areal sind folgende marginale Schwankungen von T0 zu T3 festzustellen: 61 au ± 5,37 au (T0), 62 au ± 4,03 au (T1), 60 au ± 8,10 au (T2) und 60 au ± 4,95 au (T3).

6. Diskussion

Die vorliegende Untersuchung befasste sich mit der Wirkung des Prüfprodukte auf die hautphysiologischen und photometrischen Parameter der Gesichtshaut. Die Untersuchung fand an einem Tag statt, wobei nach der Baseline Messung (T0) ein Soforteffekt nach 30 Minuten (T1), nach 60 Minuten (T2) und nach 120 Minuten (T3) gemessen wurde. Das Ziel dieses Kapitels ist es, die Ergebnisse des Prüfproduktes in Bezug auf die verschiedenen Messmethoden gegenüberzustellen und zu diskutieren. Die statistischen Ergebnisse dienen als Grundlage für die Interpretation. Es werden bei der Betrachtung des Glanzes auf der Haut ausschließlich die Glossymeter Werte mit Korrektur betrachtet, da das Probandenkollektiv unterschiedliche Hautphototypen und Hautzustände aufweist wird durch die Spezialformel der Einfluss dieser weitestgehend minimiert und bietet somit eine bessere Vergleichbarkeit.

6.1 Interpretation der Ergebnisse

Dobrev et al. berichtet von der Reduzierung des Talggehalts und einen mattierenden Effekt nach Anwendung stärkehaltiger Creme und dem Wirkstoff Niaciamid [10]. Dies konnte in der vorliegenden Studie ebenfalls festgestellt werden. Der Sebumgehalt im behandelten Areal ist über den Messzeitraum zum 39,50 % gesunken, während im unbehandelten Areal nur eine marginale Veränderung von 0,85 % zu sehen ist. Diese Veränderungen wurden an allen Lokalisationen beobachtet. Die hohen SD zeigen wie individuell die Sebumproduktion beeinflusst wird [1]. Ein Unterschied zwischen dem behandelten Areal (Stirn: 29,07 %, Wange: 45,1 %, Kinn: 32,77 %) und dem unbehandelten Areal (Stirn: 9,15 %, Wange: 58,44 %, Kinn: 7,28 %) lässt sich beim Glanzwert über den gesamten Zeitraum ebenfalls feststellen. Somit nimmt der Glanz im Gesicht durch die Behandlung mit der mattierenden Creme Eucerin um 35,65 % ab, demnach die Hypothese angenommen werden kann, dass mit der mattierenden Creme ein positiver Soforteffekt erreicht wird. Es kann ebenfalls ein Zusammenhang zwischen dem Sebumgehalt und Glanzwert geschlossen werden, welcher auch mit Studien übereinstimmt [7]. Die Hydratationsmessung ist relativ konstant zu bewerten, da keine großen Veränderungen festgestellt werden konnten.

6.2 Einordnung der Ergebnisse in den Stand der Forschung

Die Untersuchungsergebnisse zeigen, dass ein Soforteffekt durch die mattierende Creme in Hinsicht auf den Sebumgehalt und den Glanz im Gesicht erzielt wurden. Durch die Literatur lässt sich die Abnahme vom Sebum und ein Mattierender Effekt durch topische Anwendung bestätigen [10]. Diese Erkenntnisse könnten gezielt Verwendung in verschiedenen Kosmetika finden, um exakt Produkte zu entwickelt die eine Verbesserung fettiger Haut und ihrer klinischen Zeichen liefern und somit eine Steigerung der Lebensqualität bewirken [7].

6.3 Kritische Reflexion der eigenen Untersuchung

Durch das kleine Probandenkollektiv kann man bei den Untersuchungen immer wieder relativ hohe Std.-Abweichung erkennen. Diese treten durch individuell-bedingte Schwankungen auf, welche schließlich die Aussagekraft der Ergebnisse herabsetzten. Vor der Durchführung der Messungen, wurde die gewünschte Akklimatisierungszeiten eingehalten, somit dies als Fehlerquelle auszuschließen wäre. Durch die Literatur ist bekannt, dass Sebumkontrollierte Studien bekanntermaßen schwierig durchzuführen sind, da der Talg im Gesicht offenbar schon abnimmt, nur weil Probanden in eine Studie aufgenommen werden. Dieses Phänomen ist in der gesamten klinischen Dermatologieforschung zu beobachten [4]. Ebenfalls kann nicht nur davon ausgegangen werden, dass der Verringerungseffekt allein auf die Stärke zurückzuführen ist, sondern auch verschiedene Wirkstoffe wie hier z.B. die Salicylsäure. Es ist sinnvoll weitere Studien mit einem größeren Probandenkollektiv und gleichem Studiendesign durchzuführen.

6.4 Bedeutung der Ergebnisse im breiten Kontext

Aufgrund der eingeschränkten Studienlage können die hier gewonnen Erkenntnisse relevant sein, um bei kosmetischen Formulierungen gegen seborrhoische Haut vermehrt mit Stärke, wie hier Tapiokastärke, in Kombinationen mit anderen Wirkstoffen/Inhaltsstoffen zu arbeiten. Es lässt ist schließlich ein Zusammenhang zwischen Stärke und Verringerung des Sebumgehalts und des Glanzes erkennen. Für statistisch signifikante Ergebnisse müssen allerdings weitere Messungen durchgeführt werden. Um aussagekräftigere Ergebnisse generieren zu können, wäre eine Ausweitung des Probandenkollektivs, eine Eingrenzung von Altersgruppen sowie ein längerer Anwendungszeitraum vorstellbar. Des Weiteren könnten die Einschlusskriterien in Bezug auf den Hautzustand und die Ausprägung der fettigen Haut bzw. Mischhaut erweitert werden.

Abbildungsverzeichnis

Tabellenverzeichnis

Literaturverzeichnis

1. Kerscher M, Williams S, Trüeb R. Dermatokosmetik. 2.Auflage, Steinkopff Verlag, Würzburg, 2009.

2. Abels C, Kaszuba A, Michalak I, Werdier D, Knie U, Kaszuba A. A 10% glycolic acid containing oil-in-water emulsion improves mild acne: A randomized double-blind placebo-controlled trial, J Cosmet Dermatol. 2011; 10: 202-209.

3. Herrmann K, Trinkkeller U. Dermatologie und medizinische Kosmetik. Leitfaden für die kosmetische Praxis. 3.Auflage, Springer-Verlag, Berlin-Heidelberg, 2015.

4. Draelos Z, Matsubara A, Smiles K. The effect of 2% niacinamide of facial sebum production, J Cosmet and Laser Ther. 2006; 8: 96-101.

5. Piérard G, Piérard-Franchimont C. Effect of a topical erythromycin-zinc formulation on sebum delivery. Evaluation by combined photometric multi-step samplings with Sebutape®, Clin Exp Dermatol. 1993; 18: 410-413.

6. Rattanawiwatpong P, Wanitphakdeedecha R, Bumrungpert A, Maiprasert M, Anti-aging and brithening effects of a topical treatment containing vitamin C, vitamin E, and raspberry leaf cell culture extract: A split-face, randomized controlled trial, J Cosmet Dermatol. 2020; 19: 671-676.

7. Campos P, Melo M, Mercurio D. Use of Advanced Imaging Techniques for the Characterization of Oily Skin, Frontiers in Physiology. 2019; 10: Article 254.

8. Jackson EM. The effects of cleansing in an acne treatment regimen, Cosm Dermatol. 1999; 12: 9–10.

9. Boehncke W, Ochsendorf F, Paeslack I, Kaufmann R, Zollner T. Decorative cosmetics improve quality of life in patients with disfiguring skin diseases, Eur J Dermatol. 2002; 12: 577–580.

10. Dobrev H. Clinical and instrumental study of the efficacy of a new sebum control cream, J Cosmet Dermatol. 2007; 6: 113-118.

11. Luebberding S, Krüger N, Kerscher M. Age-Related Changes in Male Skin: Quantitative Evualation of One Hundred and Fifty Male Subjects, Skin Pharmacol Physiol. 2013; 27: 9-17.

12. Ostermeier M, Kerscher M. Der Diurnale Rhythmus Der Haut: Mythos oder Realität?: Evaluation mittels biophysikalischer Messmethoden, Aktuelle Dermatologie. 2018; 44: 539-546.

13. De Melo M, Campos M. Characterization of oily mature skin by biophysical and skin imaging techniques, Skin Res. Technol. 2018; 24: 1-10.

14. Umbach, Wilfried. Kosmetik Und Hygiene: Von Kopf Bis Fuß. 3. Auflage, John Wiley & Sons Verlag, o. O., 2012.

15. Courage & Khazaka Electronic GmbH. Brochüre Skin-Glossymeter GL 200- Measuring Gloss on Skin, Lips and Hair. Köln, 2020.

16. Fluhr JW. Practical Aspects of Cosmetic Testing: How to Set Up a Scientific Study in Skin Physiology. 1. Auflage, Springer-Verlag, Berlin-Heidelberg, 2010.

17. Zieger M, Kaatz M. Messverfahren Der Hautalterung. Hautarzt. 2016; 67(2): 117–24.

18. Berardesca E. European Group for Efficacy Measurements on Cosmetics and Other Topical Products (EEMCO). EEMCO guidance for the assessment of stratum corneum hydration: electrical methods, Skin Res Technol. 1997; 3: 126-132.

19. Fluhr JW, Gloor M, Lazzerini S, Kleesz, P, Grieshaber R, Berardesca E. Comparative study of five instruments measuring stratum corneum hydration (Corneometer au 820 and au 825, Skicon 200, Nova DPM 9003, DermaLab). Part I. In vitro, Skin Res Technol. 1999; 5:161-170.

Anhang
Deskriptive Statistik

Tab. 1: Deskriptive Statistik der Sebumeterwerte (T0, behandelt)

Deskriptive Statistik

	N	Minimum	Maximum	Mittelwert	Std.-Abweichung
Sebumeter Stirn	4	209,00	299,00	260,7500	39,38168
Sebumeter Wange	4	167,00	289,00	231,5000	52,82992
Sebumeter Kinn	4	180,00	370,00	272,5000	87,70215
Gültige Werte (Listenweise)	4				

* Messzeitpunkt: Baseline T0, Messareal: behandelt

Tab. 2: Deskriptive Statistik der Sebumeterwerte (T1, behandelt)

Deskriptive Statistik

	N	Minimum	Maximum	Mittelwert	Std.-Abweichung
Sebumeter Stirn	4	110,00	200,00	163,0000	38,02631
Sebumeter Wange	4	180,00	213,00	198,7500	13,74470
Sebumeter Kinn	4	140,00	350,00	224,5000	93,41841
Gültige Werte (Listenweise)	4				

* Messzeitpunkt: T1, Messareal: behandelt

Tab. 3: Deskriptive Statistik der Sebumeterwerte (T2, behandelt)

Deskriptive Statistik

	N	Minimum	Maximum	Mittelwert	Std.-Abweichung
Sebumeter Stirn	4	100,00	327,00	186,2500	98,14403
Sebumeter Wange	4	133,00	364,00	208,0000	108,36051
Sebumeter Kinn	4	142,00	364,00	240,2500	94,72196
Gültige Werte (Listenweise)	4				

* Messzeitpunkt: T2, Messareal: behandelt

Tab. 4: Deskriptive Statistik der Sebumeterwerte (T3, behandelt)

Deskriptive Statistik

	N	Minimum	Maximum	Mittelwert	Std.-Abweichung
Sebumeter Stirn	4	92,00	227,00	157,7500	56,01414
Sebumeter Wange	4	121,00	225,00	168,7500	51,18838
Sebumeter Kinn	4	110,00	347,00	225,0000	100,85303
Gültige Werte (Listenweise)	4				

* Messzeitpunkt: T3, Messareal: behandelt

Tab. 5: Deskriptive Statistik der Sebumeterwerte (T0, unbehandelt)

Deskriptive Statistik

	N	Minimum	Maximum	Mittelwert	Std.-Abweichung
Sebumeter Stirn	4	120,00	390,00	209,7500	124,33925
Sebumeter Wange	4	129,00	300,00	190,2500	77,72762
Sebumeter Kinn	4	139,00	350,00	245,7500	93,03180
Gültige Werte (Listenweise)	4				

* Messzeitpunkt: T0, Messareal: unbehandelt

Tab. 6: Deskriptive Statistik der Sebumeterwerte (T1, unbehandelt)

Deskriptive Statistik

	N	Minimum	Maximum	Mittelwert	Std.-Abweichung
Sebumeter Stirn	4	152,00	312,00	215,2500	69,77762
Sebumeter Wange	4	150,00	389,00	244,2500	106,22107
Sebumeter Kinn	4	124,00	400,00	279,2500	116,76579
Gültige Werte (Listenweise)	4				

* Messzeitpunkt: T1, Messareal: unbehandelt

Tab. 7: Deskriptive Statistik der Sebumeterwerte (T2, unbehandelt)

Deskriptive Statistik

	N	Minimum	Maximum	Mittelwert	Std.-Abweichung
Sebumeter Stirn	4	126,00	400,00	233,5000	117,48901
Sebumeter Wange	4	124,00	450,00	262,7500	139,58838
Sebumeter Kinn	4	170,00	450,00	287,0000	123,21796
Gültige Werte (Listenweise)	4				

* Messzeitpunkt: T2, Messareal: unbehandelt

Tab. 8: Deskriptive Statistik der Sebumeterwerte (T3, unbehandelt)

Deskriptive Statistik

	N	Minimum	Maximum	Mittelwert	Std.-Abweichung
Sebumeter Stirn	4	103,00	410,00	232,7500	128,50778
Sebumeter Wange	4	105,00	315,00	223,7500	92,96370
Sebumeter Kinn	4	175,00	450,00	294,7500	117,26146
Gültige Werte (Listenweise)	4				

* Messzeitpunkt: T3, Messareal: unbehandelt

Tab. 9: Deskriptive Statistik der Glossymeter und Glossymeter mit Korrektur_Werte (T0, behandelt)

Deskriptive Statistik

	N	Minimum	Maximum	Mittelwert	Std.-Abweichung
Glossymeter Strin	4	6,30	13,15	8,4925	3,13887
Glossymeter Wange	4	2,84	9,07	5,6400	2,88418
Glossymeter Kinn	4	3,87	4,54	4,2400	,28012
Glossymeter m. K. Stirn	4	4,23	10,62	6,0200	3,07282
Glossymeter m. K. Wange	4	,88	6,56	3,9650	2,80424
Glossymeter m. K. Kinn	4	1,64	1,88	1,7650	,11358
Gültige Werte (Listenweise)	4				

* Messzeitpunkt: T0, Messareal: behandelt

Tab. 10: Deskriptive Statistik der Glossymeter und Glossymeter mit Korrektur_Werte (T1, behandelt)

Deskriptive Statistik

	N	Minimum	Maximum	Mittelwert	Std.-Abweichung
Glossymeter Strin	4	6,16	10,71	7,4700	2,17946
Glossymeter Wange	4	3,25	6,18	4,4100	1,36002
Glossymeter Kinn	4	4,25	4,84	4,4825	,26700
Glossymeter m. K. Stirn	4	3,58	8,02	5,0150	2,02704
Glossymeter m. K. Wange	4	1,09	3,58	2,2000	1,12715
Glossymeter m. K. Kinn	4	,88	2,05	1,4225	,48706
Gültige Werte (Listenweise)	4				

* Messzeitpunkt: T1, Messareal: behandelt

Tab. 11: Deskriptive Statistik der Glossymeter und Glossymeter mit Korrektur_Werte (T2, behandelt)

Deskriptive Statistik

	N	Minimum	Maximum	Mittelwert	Std.-Abweichung
Glossymeter Strin	4	5,74	8,13	6,8725	1,16740
Glossymeter Wange	4	3,93	9,29	5,4700	2,55369
Glossymeter Kinn	4	3,13	5,46	4,4175	1,00095
Glossymeter m. K. Stirn	4	3,33	5,37	4,4125	,89310
Glossymeter m. K. Wange	4	,95	7,29	4,9500	2,87597
Glossymeter m. K. Kinn	4	,66	3,06	2,0200	1,14123
Gültige Werte (Listenweise)	4				

* Messzeitpunkt: T2, Messareal: behandelt

Tab. 12: Deskriptive Statistik der Glossymeter und Glossymeter mit Korrektur Werte (T3, behandelt)

Deskriptive Statistik

	N	Minimum	Maximum	Mittelwert	Std.-Abweichung
Glossymeter Strin	4	5,49	9,17	6,9425	1,70297
Glossymeter Wange	4	3,74	5,02	4,2075	,55937
Glossymeter Kinn	4	3,38	5,05	3,9700	,74891
Glossymeter m. K. Stirn	4	2,80	6,54	4,2650	1,69606
Glossymeter m. K. Wange	4	,47	3,16	1,6475	1,13667
Glossymeter m. K. Kinn	4	,75	2,06	1,1850	,61311
Gültige Werte (Listenweise)	4				

* Messzeitpunkt: T3, Messareal: behandelt

Tab. 13: Deskriptive Statistik der Glossymeter und Glossymeter mit Korrektur Werte (T0, unbehandelt)

Deskriptive Statistik

	N	Minimum	Maximum	Mittelwert	Std.-Abweichung
Glossymeter Strin	4	6,39	8,95	7,7775	1,07286
Glossymeter Wange	4	3,24	8,89	6,3600	2,73248
Glossymeter Kinn	4	3,20	4,23	3,7550	,52221
Glossymeter m. K. Stirn	4	3,91	6,62	5,3600	1,12092
Glossymeter m. K. Wange	4	,56	6,35	3,2600	2,66984
Glossymeter m. K. Kinn	4	1,22	2,19	1,6525	,40885
Gültige Werte (Listenweise)	4				

* Messzeitpunkt: T0, Messareal: unbehandelt

Tab. 14: Deskriptive Statistik der Glossymeter und Glossymeter mit Korrektur_Werte (T1, unbehandelt)

Deskriptive Statistik

	N	Minimum	Maximum	Mittelwert	Std.-Abweichung
Glossymeter Strin	4	7,48	9,11	8,1875	,67933
Glossymeter Wange	4	3,33	6,02	4,6875	1,20934
Glossymeter Kinn	4	3,27	4,97	4,1875	,69897
Glossymeter m. K. Stirn	4	5,08	7,15	5,7600	,94244
Glossymeter m. K. Wange	4	,45	3,50	1,8425	1,36537
Glossymeter m. K. Kinn	4	,75	2,61	1,6700	,82349
Gültige Werte (Listenweise)	4				

* Messzeitpunkt: T1, Messareal: unbehandelt

Tab. 15: Deskriptive Statistik der Glossymeter und Glossymeter mit Korrektur_Werte (T2, unbehandelt)

Deskriptive Statistik

	N	Minimum	Maximum	Mittelwert	Std.-Abweichung
Glossymeter Strin	4	6,97	9,18	7,9100	,95103
Glossymeter Wange	4	3,69	9,65	6,5625	2,64305
Glossymeter Kinn	4	3,02	5,03	4,1925	,85313
Glossymeter m. K. Stirn	4	4,25	6,44	5,4600	,90594
Glossymeter m. K. Wange	4	1,53	5,36	2,9675	1,74083
Glossymeter m. K. Kinn	4	1,32	2,07	1,8275	,34846
Gültige Werte (Listenweise)	4				

* Messzeitpunkt: T2, Messareal: unbehandelt

Tab. 16: Deskriptive Statistik der Glossymeter und Glossymeter mit Korrektur_Werte (T3, unbehandelt)

Deskriptive Statistik

	N	Minimum	Maximum	Mittelwert	Std.-Abweichung
Glossymeter Strin	4	5,71	10,28	7,5300	1,95088
Glossymeter Wange	4	3,26	5,70	4,5425	,99915
Glossymeter Kinn	4	3,20	6,19	4,2575	1,37121
Glossymeter m. K. Stirn	4	3,10	7,53	4,8700	1,92657
Glossymeter m. K. Wange	4	1,15	2,45	1,7850	,58825
Glossymeter m. K. Kinn	4	,51	3,39	1,5250	1,30572
Gültige Werte (Listenweise)	4				

* Messzeitpunkt: T3, Messareal: unbehandelt

Tab. 17: Deskriptive Statistik der Corneometer Werte (T0, behandelt)

Deskriptive Statistik

	N	Minimum	Maximum	Mittelwert	Std.-Abweichung
Corneometer Stirn	4	49,83	62,90	57,7000	5,78111
Corneometer Wange	4	60,37	68,80	64,2600	3,63691
Corneometer Kinn	4	47,73	62,77	55,7825	6,49578
Gültige Werte (Listenweise)	4				

* Messzeitpunkt: T0, Messareal: behandelt

Tab. 18: Deskriptive Statistik der Corneometer Werte (T1, behandelt)

Deskriptive Statistik

	N	Minimum	Maximum	Mittelwert	Std.-Abweichung
Corneometer Stirn	4	52,70	70,77	61,6675	9,70887
Corneometer Wange	4	60,10	68,63	65,7150	3,85378
Corneometer Kinn	4	49,33	65,83	59,6650	7,20756
Gültige Werte (Listenweise)	4				

* Messzeitpunkt: T1, Messareal: behandelt

Tab. 19: Deskriptive Statistik der Corneometer Werte (T2, behandelt)

Deskriptive Statistik

	N	Minimum	Maximum	Mittelwert	Std.-Abweichung
Corneometer Stirn	4	48,43	74,63	59,9550	11,39104
Corneometer Wange	4	62,73	67,23	65,5900	1,99058
Corneometer Kinn	4	60,63	68,60	63,8000	3,38781
Gültige Werte (Listenweise)	4				

* Messzeitpunkt: T2, Messareal: behandelt

Tab. 20: Deskriptive Statistik der Corneometer Werte (T3, behandelt)

Deskriptive Statistik

	N	Minimum	Maximum	Mittelwert	Std.-Abweichung
Corneometer Stirn	4	49,43	69,37	59,3075	9,04073
Corneometer Wange	4	63,47	65,37	64,3100	,80813
Corneometer Kinn	4	55,97	64,60	61,2175	3,82281
Gültige Werte (Listenweise)	4				

* Messzeitpunkt: T3, Messareal: behandelt

Tab. 21: Deskriptive Statistik der Corneometer Werte (T0, unbehandelt)

Deskriptive Statistik

	N	Minimum	Maximum	Mittelwert	Std.-Abweichung
Corneometer Stirn	4	46,07	59,43	51,4175	6,10627
Corneometer Wange	4	56,20	71,00	66,5675	6,94629
Corneometer Kinn	4	53,00	64,73	60,9650	5,36796
Gültige Werte (Listenweise)	4				

* Messzeitpunkt: T0, Messareal: unbehandelt

Tab. 22: Deskriptive Statistik der Corneometer Werte (T1, unbehandelt)

Deskriptive Statistik

	N	Minimum	Maximum	Mittelwert	Std.-Abweichung
Corneometer Stirn	4	48,00	71,33	57,0975	10,49623
Corneometer Wange	4	63,83	73,97	68,5075	4,18555
Corneometer Kinn	4	57,37	66,47	61,9100	4,02597
Gültige Werte (Listenweise)	4				

* Messzeitpunkt: T1, Messareal: unbehandelt

Tab. 23: Deskriptive Statistik der Corneometer Werte (T2, unbehandelt)

Deskriptive Statistik

	N	Minimum	Maximum	Mittelwert	Std.-Abweichung
Corneometer Stirn	4	48,41	77,20	61,9600	12,45010
Corneometer Wange	4	62,47	77,53	67,9575	7,08899
Corneometer Kinn	4	49,57	67,13	59,7925	8,09725
Gültige Werte (Listenweise)	4				

* Messzeitpunkt: T2, Messareal: unbehandelt

Tab. 24: Deskriptive Statistik der Corneometer Werte (T3, unbehandelt)

Deskriptive Statistik

	N	Minimum	Maximum	Mittelwert	Std.-Abweichung
Corneometer Stirn	4	54,87	73,87	64,2675	7,79753
Corneometer Wange	4	58,43	68,33	63,9000	4,10250
Corneometer Kinn	4	53,60	65,23	60,2725	4,94805
Gültige Werte (Listenweise)	4				

* Messzeitpunkt: T3, Messareal: unbehandelt

Inhaltsstoffe des Eucerin DERMOPURE mattierende Fluid (INCI)

- Aqua
- Tapioca Starch
- Glycerin
- Dimethicone
- Cetearyl Alcohol
- Salicylic Acid
- Carnitine
- Decylene Glycol
- Glycyrrhiza Inflata Root Extract
- PEG-150 Distearate
- Ammonium Acryloyldimethyltaurate/ VP Copolymer

- Sodium Stearoyl Glutamate
- Acrylates/C10-30 Alkyl Acrylate Crosspolymer
- Xanthan Gum
- Hydroxyethylcellulose
- Trisodium EDTA
- Sodium Hydroxide
- Sodium Chloride
- Phenoxyethanol
- Parfum

CRF

Seite 1 von 5

Universität Hamburg
Department Chemie
Fachbereich Kosmetikwissenschaft
AKF II – 2020

Probandennummer:_____

Seborrhö

Vorname & Name: _____

Geburtsdatum _____ Geschlecht: ☐ M ☐ W

Hautfototyp nach Fitzpatrick ☐ I ☐ II ☐ III ☐ IV ☐ V ☐ VI

Selbsteinschätzung des Hautzustands: ☐ fettige Haut ☐ Mischhaut ☐ normale Haut

Temperatur:_____ Luftfeuchtigkeit:_____

Messareal: beidseitig
🟠 Sebumeter
🟣 Glossymeter
🔵 Corneometer

Behandlungsareal:
einseitig, randomisiert

MESSAREAL EINZEICHNEN:

Stirn: vertikale Linie von dem medialen Augenbrauenende zum Haaransatz

Wange: Linie von der Tragusmitte zum unteren lateralen Nasenflügel

Kinn: vertikale Linie von dem Mundwinkel zur Kinn-Kiefer Linie

RANDOMISIERUNG:
Des Behandlungsareals erfolgt mittels Research Randomizer

☐ LINKE Seite　　　　☐ RECHTE Seite

Datum:_____ Unterschrift Studienpersonal:_____　　Seite 1 von 5

Seite 2 von 5

Universität Hamburg
Department Chemie
Fachbereich Kosmetikwissenschaft
AKF II – 2020

Probandennummer:_____

BASELINE (T0)

SEBUMETER®

Stirn	Links:_____	Rechts:_____
Wange	Links:_____	Rechts:_____
Kinn	Links:_____	Rechts:_____

GLOSSYMETER®

Stirn	Links		Rechts
		Glanzwert	
		Glanz mit Korrektur	

Wange	Links		Rechts
		Glanzwert	
		Glanz mit Korrektur	

Kinn	Links		Rechts
		Glanzwert	
		Glanz mit Korrektur	

CORNEOMETER®

Stirn	Links		Rechts

Wange	Links		Rechts

Kinn	Links		Rechts

Uhrzeit Applikation: _____

Datum:_____ Unterschrift Studienpersons:_____　　Seite 2 von 5

Seite 3 von 5

Universität Hamburg
Department Chemie
Fachbereich Kosmetikwissenschaft
AKF II – 2020

Probandennummer:_____

30 MINUTEN NACH APPLIKATION (T1)

Uhrzeit: _____

SEBUMETER®

Stirn	Links:_____	Rechts:_____
Wange	Links:_____	Rechts:_____
Kinn	Links:_____	Rechts:_____

GLOSSYMETER®

Stirn	Links		Rechts
		Glanzwert	
		Glanz mit Korrektur	

Wange	Links		Rechts
		Glanzwert	
		Glanz mit Korrektur	

Kinn	Links		Rechts
		Glanzwert	
		Glanz mit Korrektur	

CORNEOMETER®

Stirn	Links		Rechts

Wange	Links		Rechts

Kinn	Links		Rechts

Datum:_____ Unterschrift Studienpersonal:_____　　Seite 3 von 5

Seite 4 von 5

Universität Hamburg
Department Chemie
Fachbereich Kosmetikwissenschaft
AKF II – 2020

Probandennummer:_____

60 MINUTEN NACH APPLIKATION (T2)

Uhrzeit: _____

SEBUMETER®

Stirn	Links:_____	Rechts:_____
Wange	Links:_____	Rechts:_____
Kinn	Links:_____	Rechts:_____

GLOSSYMETER®

Stirn	Links		Rechts
		Glanzwert	
		Glanz mit Korrektur	

Wange	Links		Rechts
		Glanzwert	
		Glanz mit Korrektur	

Kinn	Links		Rechts
		Glanzwert	
		Glanz mit Korrektur	

CORNEOMETER®

Stirn	Links		Rechts

Wange	Links		Rechts

Kinn	Links		Rechts

Datum:_____ Unterschrift Studienpersonal:_____　　Seite 4 von 5

Universität Hamburg
Department Chemie
Fachbereich Kosmetikwissenschaft
AKF II – 2020

Probandennummer: _____

120 MINUTEN NACH APPLIKATION (T3)

Uhrzeit: _____

SEBUMETER®

Stirn	Links: _____	Rechts: _____
Wange	Links: _____	Rechts: _____
Kinn	Links: _____	Rechts: _____

GLOSSYMETER®

Stirn

Links		Rechts	
	Glanzwert		
	Glanz mit Korrektur		

Wange

Links		Rechts	
	Glanzwert		
	Glanz mit Korrektur		

Kinn

Links		Rechts	
	Glanzwert		
	Glanz mit Korrektur		

CORNEOMETER®

Stirn

Links		Rechts	

Wange

Links		Rechts	

Kinn

Links		rechts	

Datum: _____ Unterschrift Studienpersonal: _____   Seite 5 von 5

Rohdaten

	Sebumeter Stirn							
	links	rechts	links	rechts	links	rechts	links	rechts
Prob.-Nr.	T0	T0	T1	T1	T2	T2	T3	T3
11	282	194	110	152	100	126	92	103
12	299	120	167	180	150	190	144	200
13	135	209	217	175	218	168	218	168
14	253	390	200	312	327	400	227	410
	Wange							
	links	rechts	links	rechts	links	rechts	links	rechts
Prob.-Nr.	T0	T0	T1	T1	T2	T2	T3	T3
11	214	190	200	182	133	124	121	105
12	167	142	180	150	136	200	130	198
13	129	256	256	213	277	199	277	199
14	289	300	202	389	364	450	225	315
	Kinn							
	links	rechts	links	rechts	links	rechts	links	rechts
Prob.-Nr.	T0	T0	T1	T1	T2	T2	T3	T3
11	220	204	169	268	199	218	187	244
12	180	139	140	124	142	170	110	175
13	290	320	325	239	310	256	310	256
14	370	350	350	400	364	450	347	450

	Glanz mit Korrektur Stirn							
	links	rechts	links	rechts	links	rechts	links	rechts
Prob.-Nr.	T0	T0	T1	T1	T2	T2	T3	T3
11	10,01	6,25	8,68	4,84	6,5	6,63	7,93	7,45
	11,06	4,3	7,55	7,06	4,97	4,25	5,99	5,83
	10,79	5,3	7,83	4,04	4,63	8,45	5,69	9,3
	links	rechts	links	rechts	links	rechts	links	rechts
Prob.-Nr.	T0	T0	T1	T1	T2	T2	T3	T3
12	5,59	4,18	3,25	5,32	5,28	3,1	4,09	3,29
	4,89	4,32	4,33	4,56	5,42	5,23	1,51	2,31
	3,12	3,24	3,15	5,35	3,89	4,42	2,81	3,71
	links	rechts	links	rechts	links	rechts	links	rechts
Prob.-Nr.	T0	T0	T1	T1	T2	T2	T3	T3
13	6,33	4,11	6,3	3,43	5,43	3,26	4,91	3,63
	5,95	3,96	6,87	4,46	5,32	4,17	5,69	2,59
	7,58	6,04	8,28	4,95	6,19	2,55	4,22	3,26
	links	rechts	links	rechts	links	rechts	links	rechts
Prob.-Nr.	T0	T0	T1	T1	T2	T2	T3	T3
14	4,18	5,27	4,16	6,28	4,63	6,07	3,9	2,79
	4,17	5,68	4,07	4,21	3,07	4,38	5,93	4,67

Prob.-Nr.	links	rechts	links	rechts	links	rechts	links	rechts
	4,35	5,94	4,32	6	4,58	6,06	3,84	4,27
Wange								
	links	rechts	links	rechts	links	rechts	links	rechts
Prob.-Nr.	T0	T0	T1	T1	T2	T2	T3	T3
11	5,42	6,22	2,17	3,33	3,43	6,49	0,97	4,58
	4,36	6,14	1,69	1,24	0,11	6,53	2,97	0,51
	3,89	5,98	3,25	3,33	1,97	8,86	3,4	4,4
	links	rechts	links	rechts	links	rechts	links	rechts
Prob.-Nr.	T0	T0	T1	T1	T2	T2	T3	T3
12	1,06	3,39	0,34	2,02	0,8	0,4	1,79	0,59
	0,26	2,78	0,89	1,71	1,57	2,04	1,09	0,45
	0,35	0,76	0,12	0,76	2,21	0,4	1,49	0,38
	links	rechts	links	rechts	links	rechts	links	rechts
Prob.-Nr.	T0	T0	T1	T1	T2	T2	T3	T3
13	5,75	5,25	4	4,75	4,93	6,72	2,7	0,87
	6,22	6,9	2,24	3,2	5	6,61	2,13	2,1
	7,07	7,53	4,26	2,8	6,16	6,97	1,42	0,66
	links	rechts	links	rechts	links	rechts	links	rechts
Prob.-Nr.	T0	T0	T1	T1	T2	T2	T3	T3
14	1,9	1,06	0,73	0,15	4,26	4,13	2,11	2,21
	1,57	1,01	1,63	1,66	2,13	4,29	0,95	1,16
	1,25	0,56	0,78	1,46	3,03	5,94	0,38	1,88
Kinn								
	links	rechts	links	rechts	links	rechts	links	rechts
Prob.-Nr.	T0	T0	T1	T1	T2	T2	T3	T3
11	1,6	1,14	1,01	0,96	1,79	1,31	1,59	1,51
	2,19	1,79	2,03	1,21	1,84	2,46	0,59	1
	1,73	1,57	1,39	1,64	0,86	2,45	1,31	1,85
	links	rechts	links	rechts	links	rechts	links	rechts
Prob.-Nr.	T0	T0	T1	T1	T2	T2	T3	T3
12	0,34	2,55	1,11	0,2	0,61	1,66	0,02	0,63
	3,12	2,43	1,43	1,11	0,22	2,33	0,23	0,56
	1,46	1,59	1,3	0,93	1,15	1,66	2,05	1,07
	links	rechts	links	rechts	links	rechts	links	rechts
Prob.-Nr.	T0	T0	T1	T1	T2	T2	T3	T3
13	1,49	2,65	3,48	0,68	2,36	3	3,95	1,7
	1,56	0,53	1,9	1,04	1,41	2,88	3,37	2,24
	2,06	1,92	2,44	0,91	2,35	3,29	2,86	2,24
	links	rechts	links	rechts	links	rechts	links	rechts
Prob.-Nr.	T0	T0	T1	T1	T2	T2	T3	T3
14	1,83	0,89	2,31	2,35	2,48	1,27	0,83	0,6
	1,7	1,33	1,65	1,5	2,68	1,03	0,4	0,54
	2,1	1,43	2,2	2,3	3,42	1,66	1,02	0,4
Glanzwert								
Stirn								

	links	rechts	links	rechts	links	rechts	links	rechts
Prob.-Nr.	T0	T0	T1	T1	T2	T2	T3	T3
11	12,51	9,04	11,41	7,64	9,25	9,37	10,58	10,17
	13,63	7,14	10,19	9,8	7,65	7,08	8,55	8,64
	13,32	8,25	10,53	7	7,48	11,1	8,38	12,02
	links	rechts	links	rechts	links	rechts	links	rechts
Prob.-Nr.	T0	T0	T1	T1	T2	T2	T3	T3
12	8,56	6,98	6,06	8,29	8,03	8,03	6,9	5,86
	7,46	7,13	6,61	7,34	8,13	5,78	4,37	4,92
	6,06	5,06	5,96	8,4	6,61	7,11	5,2	6,36
	links	rechts	links	rechts	links	rechts	links	rechts
Prob.-Nr.	T0	T0	T1	T1	T2	T2	T3	T3
13	8,54	6,46	8,18	6,02	7,83	6,53	7,59	6,13
	8,51	6,57	8,8	6,87	7,9	5,02	8,14	5,22
	9,8	8,46	10,34	7,52	8,36	5,67	6,17	5,87
	links	rechts	links	rechts	links	rechts	links	rechts
Prob.-Nr.	T0	T0	T1	T1	T2	T2	T3	T3
14	6,22	7,28	6,17	8,34	6,47	8,02	6,79	5,75
	6,17	7,68	6,06	6,21	5,1	6,34	8,7	7,5
	6,52	7,93	6,26	7,88	6,52	8,03	6,62	7,23

Wange

	links	rechts	links	rechts	links	rechts	links	rechts
Prob.-Nr.	T0	T0	T1	T1	T2	T2	T3	T3
11	7,91	8,54	4,69	5,95	5,82	8,94	3,54	7,11
	6,71	8,47	3,97	4,15	2,47	8,83	5,72	3,27
	6,17	8,18	5,64	5,85	4,76	11,18	5,79	6,71
	links	rechts	links	rechts	links	rechts	links	rechts
Prob.-Nr.	T0	T0	T1	T1	T2	T2	T3	T3
12	3,23	5,99	3,33	4,66	3,56	4,83	4,56	3,55
	1,34	5,35	3,99	4,25	4,44	3,13	3,57	3,25
	3,95	3,39	2,99	3,33	4,92	3,11	4,03	2,98
	links	rechts	links	rechts	links	rechts	links	rechts
Prob.-Nr.	T0	T0	T1	T1	T2	T2	T3	T3
13	8,58	7,76	6,44	7,48	7,33	9,36	5,15	3,31
	8,58	9,36	4,94	5,89	7,46	9,25	4,63	4,85
	9,5	10,09	6,69	5,17	8,33	9,25	4,13	3,07
	links	rechts	links	rechts	links	rechts	links	rechts
Prob.-Nr.	T0	T0	T1	T1	T2	T2	T3	T3
14	4,29	3,4	2,97	2,68	3,71	6,15	4,86	4,82
	3,38	3,27	3,85	3,77	3,31	4,3	3,92	4,08
	3,48	3,05	2,92	3,55	4,77	5,15	3,27	4,82

Kinn

	links	rechts	links	rechts	links	rechts	links	rechts
Prob.-Nr.	T0	T0	T1	T1	T2	T2	T3	T3
11	4,38	2,9	4,05	4,63	4,58	4,52	4,38	4,52

	4,9	3,41	4,84	4,09	4,47	5,37	3,33	3,74
	4,35	3,3	4,05	4,16	3,56	5,2	3,94	4,55
	links	rechts	links	rechts	links	rechts	links	rechts
Prob.-Nr.	T0	T0	T1	T1	T2	T2	T3	T3
12	1,94	4,14	4,03	3,1	3,06	4,25	2,66	3,33
	5,61	4,37	4,63	3,4	2,81	4,41	2,96	3,12
	4,05	4,01	4,1	3,3	3,52	3,93	4,52	3,67
	links	rechts	links	rechts	links	rechts	links	rechts
Prob.-Nr.	T0	T0	T1	T1	T2	T2	T3	T3
13	3,98	5,34	5,74	3,25	5,03	5,51	6,65	4,55
	4,07	2,98	4,3	5,77	3,66	5,27	6,3	5,3
	4,65	4,35	4,88	4,56	4,88	5,59	5,63	5,3
	links	rechts	links	rechts	links	rechts	links	rechts
Prob.-Nr.	T0	T0	T1	T1	T2	T2	T3	T3
14	4,29	3,15	4,67	4,51	4,55	3,43	3,76	3,36
	4,09	3,6	4,38	3,69	4,7	2	3,2	3,27
	4,6	3,51	5,47	4,45	5,39	3,64	3,76	2,97

Corneometer

Stirn

	links	rechts	links	rechts	links	rechts	links	rechts
Prob.-Nr.	T0	T0	T1	T1	T2	T2	T3	T3
11	47	50,4	56,5	46,1	56,1	48,52	53,5	49,5
	55,7	42,6	52,6	48,5	54,6	49,1	55,2	56,5
	46,8	45,2	52,5	49,4	51,7	47,6	54,5	58,6
	links	rechts	links	rechts	links	rechts	links	rechts
Prob.-Nr.	T0	T0	T1	T1	T2	T2	T3	T3
12	61,4	49,8	69,3	73,7	47,3	83,1	50,3	73,1
	61,6	45,3	65,3	38,5	39,2	67,2	49,2	77,2
	60	46,8	73,4	39,4	58,8	81,3	48,8	71,3
	links	rechts	links	rechts	links	rechts	links	rechts
Prob.-Nr.	T0	T0	T1	T1	T2	T2	T3	T3
13	51,8	65,2	73,8	71,5	66,4	75,4	64,6	69,9
	62,5	73,1	67	68,8	70,4	72,8	62	72,2
	64	50,4	73,2	72	61,2	75,7	68,8	66
	links	rechts	links	rechts	links	rechts	links	rechts
Prob.-Nr.	T0	T0	T1	T1	T2	T2	T3	T3
14	56,5	51,4	53,7	61	61,8	55,3	61,1	63,5
	59,4	53,5	51,6	55,4	60,4	55,2	65,2	57,3
	55,3	53,7	52,8	59,2	65,7	58,2	65,8	68,8

Wange

	links	rechts	links	rechts	links	rechts	links	rechts
Prob.-Nr.	T0	T0	T1	T1	T2	T2	T3	T3
11	66,3	71,1	68,6	65,1	65,7	59,4	65,4	69,8
	69,1	68,7	65,4	69,7	68,2	60	65,6	69
	71	68,6	65,2	71,1	65,8	68,7	66,51	66,2

Prob.-Nr.	links	rechts	links	rechts	links	rechts	links	rechts
	T0	T0	T1	T1	T2	T2	T3	T3
12	61,4	59,2	66,5	73,5	67,8	76,2	63,5	66,2
	59,2	55,3	74,9	71,3	65,9	75,5	65,4	65,4
	60,5	54,1	64,5	77,1	68	80,9	63	60,3
	links	rechts	links	rechts	links	rechts	links	rechts
	T0	T0	T1	T1	T2	T2	T3	T3
13	71,3	60,8	63,8	59,4	61,6	62,8	58,7	63,7
	74,8	61,3	65,8	59,4	59,9	63,8	55,7	62,6
	66,9	65,6	73,2	61,5	65,9	61,6	60,9	64,1
	links	rechts	links	rechts	links	rechts	links	rechts
	T0	T0	T1	T1	T2	T2	T3	T3
14	66,1	68,8	73,8	61,6	68,8	69,9	60,1	67,6
	62,3	73,4	69,3	65,4	65	68,9	68,9	65,7
	67,5	66,6	60,1	64,5	63,7	68,6	64,3	61,3

Kinn

Prob.-Nr.	links	rechts	links	rechts	links	rechts	links	rechts
	T0	T0	T1	T1	T2	T2	T3	T3
11	44,4	63,3	63,4	62,1	69,7	59,5	61,5	50
	49,5	63,7	65,7	57,6	69,3	54,8	58,1	55,8
	49,3	62,4	59,4	60,3	66,8	57	63,1	55
	links	rechts	links	rechts	links	rechts	links	rechts
	T0	T0	T1	T1	T2	T2	T3	T3
12	61,4	61,4	45,7	65,1	61,9	65,5	62,3	62,9
	63,4	64,2	49,7	65,9	63,3	59,9	64,1	59,2
	63,5	63,4	52,6	68,4	63,5	76	63,8	64,9
	links	rechts	links	rechts	links	rechts	links	rechts
	T0	T0	T1	T1	T2	T2	T3	T3
13	54	57,9	57,4	63	48,6	61,6	52,7	64,2
	57,1	63,3	56,9	67,4	51	66,4	61	62,9
	47,9	55,2	57,8	67,1	49,1	61,2	66,1	66,7
	links	rechts	links	rechts	links	rechts	links	rechts
	T0	T0	T1	T1	T2	T2	T3	T3
14	52,7	63,6	57,1	66,8	58,2	66,6	55,8	64
	56,4	61,8	64	61,3	57,5	65	54,3	65,5
	52,4	68,8	60,9	63,3	66,2	64,5	57,8	66,2

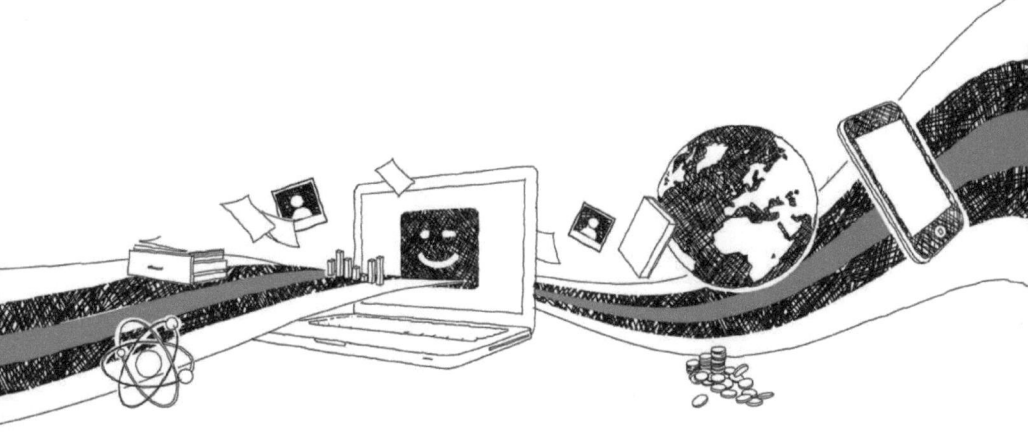
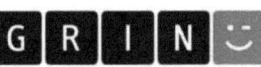